Dʳ JEAN DARDEL

LA TECHNIQUE

DU

TRAITEMENT

THERMAL

D'AIX-LES-BAINS

PARIS

MALOINE, ÉDITEUR

25, RUE DE L'ÉCOLE DE MÉDECINE, 25

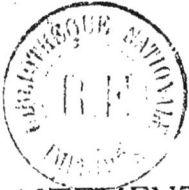

LA TECHNIQUE

DU

TRAITEMENT THERMAL D'AIX-LES-BAINS

Dr JEAN DARDEL

LA TECHNIQUE

DU

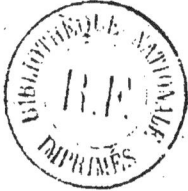 # Traitement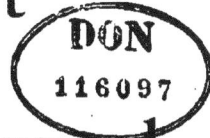

Thermal

d'Aix–les–Bains

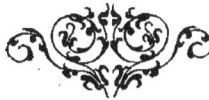

PARIS

MALOINE, ÉDITEUR

25, Rue de l'École de Médecine, 25

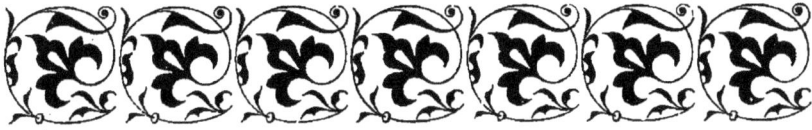

GÉNÉRALITÉS

Le traitement d'Aix est universellement connu mais on n'a pas toujours une idée exacte de la façon dont il est appliqué.

Le traitement est surtout externe ; l'eau prise en boisson n'est qu'un facteur secondaire. Ce sont les bains, les étuves et surtout les *douches* d'un mode très spécial ou douches d'Aix qui constituent le traitement.

Quant à la fausse réputation de violence qu'ont conservé les eaux d'Aix, elle tient au souvenir d'un fait très ancien ; autrefois l'eau chaude seule était administrée dans les cabinets de douche. Suivant la juste observation du Dr Legrand « le malade était pour ainsi dire échaudé ». L'adduction d'eau froide dans presque toutes les parties de l'Etablissement a permis depuis longtemps de graduer la température et la force du traitement.

L'objet principal de cette courte étude est la description très précise du traitement d'Aix et l'énoncé plus succinct des indications et du mode d'action des eaux. A la technique de l'Etablissement thermal se lient naturellement celle des traitements annexes pratiqués hors de l'Etablissement, mais partie intégrante de la cure d'Aix.

J'ai recherché avec grand soin les travaux publiés par mes confrères d'Aix tenant à confirmer mon expérience acquise pendant dix ans de pratique thermale. J'ai pu m'aider aussi des notes de mon père et de mon grand'père tous deux médecins à Aix et enlevés trop tôt aux labeurs professionnels.

Ce travail n'a d'autre prétention que d'être une œuvre pratique. Je serai heureux, si à défaut de nouveauté quelques-uns de mes confrères peuvent y trouver des données exactes sur le traitement thermal d'Aix et les renseignements utiles pour la pratique médicale.

C'est un plaisir pour moi de témoigner ici ma gratitude à M. W. Cagger qui a bien voulu me prêter son gracieux concours pour la photographie des diverses phases de la douche d'Aix.

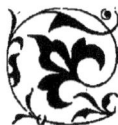

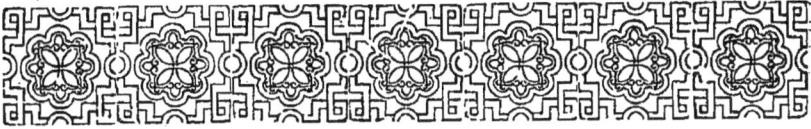

LES EAUX

Les eaux d'Aix proviennent de deux sources qui émergent du terrain néocomien à moins de 100 mètres l'une de l'autre.

Les deux sources, source d'alun, source de soufre, ont une composition à peu près analogue. Il n'y a pas trace d'alun dans celle qui porte ce nom. Daquin analysant les eaux d'Aix en 1773 sans y trouver d'alun qualifiait déjà cette dénomination d'impropre; c'est la routine seule qui l'a fait conserver.

On admet aujourd'hui une origine commune pour les deux sources, et la variété si légère de leur composition serait due au trajet différent fait par chacune d'elles pour arriver au point d'émergence. Ce ne seraient en somme que des canaux différents partant d'un réservoir unique et profond.

L'eau d'Aix a été placée au nombre des sulfurées calciques. Sa minéralisation n'atteint que 0,49 par litre; c'est une eau minérale sulfureuse, et c'est bien à tort qu'on veut en faire une eau thermale simple. Elle marque 4° au sufhydromètre Dupasquier. Sa densité est de 1,0024.

En dehors des principes minéraux, l'eau d'Aix contient une substance organique, la barégine ou glairine, qui donne à l'eau ce caractère onctueux bien vite constaté par les baigneurs. C'est la glairine qu'on voit flotter dans les piscines à l'état de minces filaments tenus en suspension dans l'eau.

Les deux sources donnent un débit de 4 millions de litres en 24 heures. Cette énorme quantité d'eau permet de ne point la ménager et la masse employée pour chaque opération est un des facteurs importants de la cure.

La température de l'eau est au griffon de 45° pour la source de soufre et de 46° pour celle d'alun.

Une abondante source d'eau froide à 11° sert à graduer à volonté la température des douches et des bains.

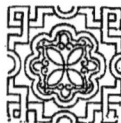

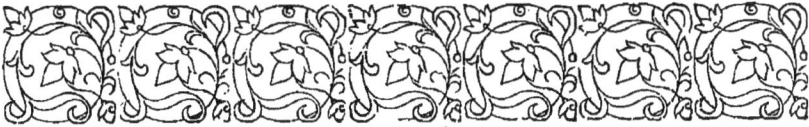

HISTORIQUE

Nous sommes peu renseignés sur la façon dont les Romains se servaient des eaux d'Aix. Il est probable qu'ils faisaient surtout usage de piscines et de bains de vapeur.

Les anciens *Bains Romains* servent aujourd'hui de cave à l'Hôtel Chabert. Mais une partie seulement a été découverte; des fouilles plus complètes mettraient à jour d'autres vestiges (1).

On peut voir assez distinctement les restes d'une piscine entourée de gradins *(scallaria)*. Une galerie ménagée autour du bassin laissait arriver l'eau chaude. Sa paroi supérieure surmontée de conduits rectangulaires donnait passage à la vapeur, tranformant la pièce en *vaporarium*.

Les bains Romains étaient édifiés en briques et ciment avec quelques revêtements de marbre. Une

---

(1) On trouve à Aix de nombreuses traces de l'occupation Romaine. Aix était alors *Aquæ Allobrogum*. Le nom d'*Aquæ Gratianæ* semble postérieur, car Aix fit partie du diocèse de Grenoble, d'où : *Aquæ Gratianæ diœcesis*.

couche de charbon pilé trouvée en certains endroits servait sans doute à éviter le refroidisement de l'eau.

Après l'abandon des Thermes Romains, l'Etablissement fut longtemps réduit à la grotte voisine de la source de soufre qu'une muraille divisait pour permettre aux malades des deux sexes de venir s'y baigner.

Il est difficile de dire ce que fut alors le traitement, car la ville d'Aix et avec elle les constructions servant aux bains, a été complètement détruite par plusieurs incendies.

Il faut aller jusqu'à Cabias, qui écrivait en 1622 pour avoir des données un peu précises sur l'administration des eaux d'Aix. Cabias décrit un établissement existant à cette époque et qui fut remplacé en 1776 par celui de Victor Amédée III.

Au temps de Cabias on prend des bains, des étuves et des douches. Mais elles semblent surtout des douches locales qu'on fait tomber « du plus haut qu'on peut ». A cette époque, le traitement par l'eau était associé à des sudations énergiques, et à de fortes purgations.

« Pour le séjour des malades dans les bains, c'est d'une petite demi-heure, car tout aussitôt que le cœur manque et qu'on abonde en sueurs sur le visage, il faut se faire porter hors du bain, autrement on tomberait en syncope ». — Après le bain : « se couvrir d'une robe de chambre, se mettre dans une chaise, chacun se fait porter dans son logis où l'on se couche dans un lit bien chauffé pour suer une demi-heure ».

Panthot publie en 1700 une étude sur le traitement des accidents vénériens par les eaux d'Aix.

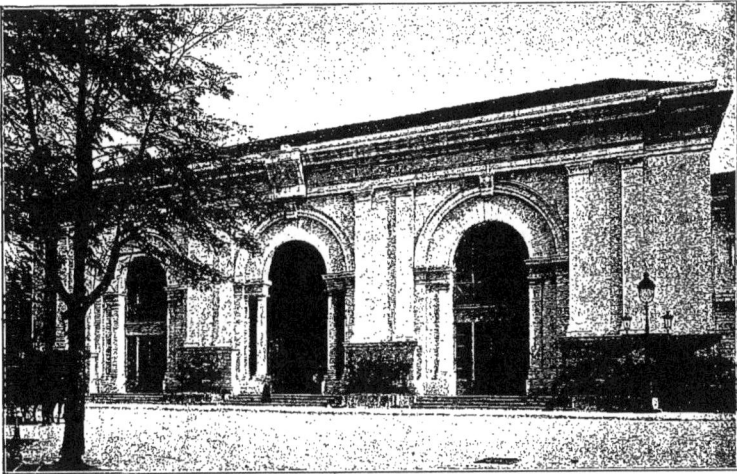

ETABLISSEMENT THERMAL, FAÇADE PRINCIPALE.

Daquin, médecin de Chambéry, donne en 1808 une bonne description du traitement d'Aix à son époque. (Il avait publié une première édition en 1773). « Sur vingt malades, dit-il, il y en a dix-huit qui prennent la douche ». « Elle consiste à faire tomber avec force sur la partie nue affectée une colonne d'eau thermale par le moyen d'un tuyau de fer blanc en forme d'entonnoir. On frotte légèrement avec la main cette partie en même temps que l'eau la frappe dans sa chute pour ouvrir les pores, favoriser et hâter l'effet de la pénétration de l'eau ». La friction exercée ainsi pendant la douche était un acheminement vers le massage sous l'eau.

Daquin parlant ensuite du massage qui avait été observé en Egypte par les médecins de la suite de Bonaparte, estime que cette opération pourrait être mise en usage pour ceux qui sortent du bain ou de la douche. « Je suis même certain, ajoute-t-il, que ces frictions auraient beaucoup plus d'effet que celles qui se font à la chute de l'eau dans la douche, d'autant plus que la main serait alors munie d'une substance quelconque, d'un tissu léger et doux, et que ces frictions sèches s'exécutant au lit trouveraient déjà le corps tout préparé ».

Daquin qui fut peut-être le premier à parler du massage ne semblait guère partisan de son emploi dans la douche même. Il est donc difficile de préciser un double point intéressant, c'est-à-dire le moment où la simple friction pendant la douche a fait place au massage véritable, et quel fut l'initiateur de cette pratique.

Ce fut en tout cas, peu après Daquin, car Francœur, dans une intéressante monographie éditée en

1826 décrit la douche d'Aix avec sa caractéristique du massage sous l'eau.

Le Dr Despine, dans son *Manuel de l'Etranger* (1834) a donné une étude complète du traitement d'Aix. C'est un ouvrage rare aujourd'hui et plein de renseignements utiles.

Les détails du traitement sont soigneusement notés. Une planche fournit la reproduction exacte de tous les appareils alors en usage aux Bains. Moins les perfectionnements, c'est à peu près le traitement usité à l'heure actuelle.

Détail intéressant à noter, Despine reproduit non seulement la litière à jour destinée au transport à la douche des malades incapables de mouvement, mais un plan incliné qui servait à doucher les malades dans la position horizontale. Ainsi les médecins d'Aix à cette époque avaient déjà appris à masser les muscles dans le relâchement (1).

Ce détail, tout à l'honneur des anciens médecins de la station montre que la pratique thermale d'Aix a été en bien des points une véritable initiatrice, utilisant depuis longtemps des procédés qu'on a crus nouveaux dans d'autres établissements.

Depuis Francœur et Despine, de nombreux auteurs ont fourni de précieux documents cliniques ; mais la technique principale a peu varié. L'Etablissement aggrandi a totalement changé d'aspect. Avec des appareils perfectionnés, de nouveaux modes de traitement ont été mis en usage, mais la douche d'Aix avec ses caractéristiques est restée sensiblement la même.

---

(1) Une polémique fut engagée à ce sujet dans la *Gazette des Eaux* entre le Dr Guilland et le Dr Durand-Fardel en 1858.

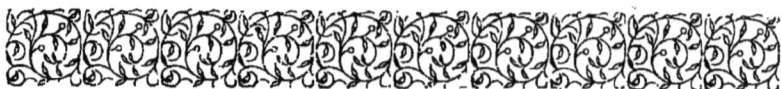

L'ÉTABLISSEMENT

L'Etablissement thermal est adossé à la colline à l'est de la ville. C'est une belle construction d'aspect monumental comprenant un rez-de-chaussée appelé soubassement et deux étages.

L'édifice manque un peu d'unité comme ligne architecturale et distribution intérieure. En effet, le vieux bâtiment élevé en 1776 a été partiellement conservé et enclavé dans le corps principal construit en 1859.

Les deux annexes de 1881 et de 1899 ne furent, le nom l'indique, que des additions aux constructions antérieures.

Cependant l'édifice est bien adapté à sa destination. La disposition en plusieurs étages permet d'administrer des douches à pression variable. On dispose de 14 mètres de pression au soubassement, de 9 mètres au premier étage et de 6 mètres au deuxième étage.

En dehors des douches qui sont la spécialité d'Aix et qui comptent pour les huit dixièmes des opérations pratiquées, on peut suivre à Aix toutes les pratiques hydrothérapiques. L'Etablissement possède une grande variété d'appareils.

1° 45 baignoires dont 9 annexées à des cabinets de douche pour l'administration successive et sans déplacement de la douche et du bain ;

2° 6 piscines dont deux grandes de 110 mètres cubes chacune et deux réservées aux enfants ;

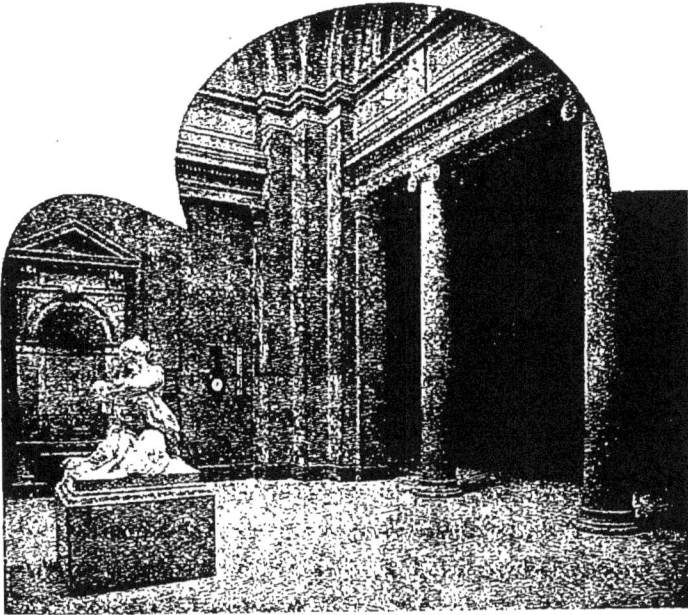

INTÉRIEUR DE L'ETABLISSEMENT

3° 2 grandes salles d'hydrothérapie ;

4° 29 cabines où la douche d'Aix est administrée par deux doucheurs ou doucheuses ;

5° 17 cabines de douche avec un seul doucheur ;

6° 7 douches locales (eau thermale et massage) ;

7° 4 bains locaux de vapeur dits « Berthollets », et deux caisses de vapeur dites « Générales » ;

8° 12 salles de vapeur dites « Bouillon » ;

9° 1 salle de humage, 1 salle d'inhalation et 2 salles de pulvérisations ;

10° 4 cabines pour douches ascendantes et 2 cabines pour bains de pied à eau courante ;

11° 3 buvettes.

Le personnel de l'Etablissement compte 226 personnes dont 91 masseurs dits « doucheurs ». Ce sont d'excellents employés honnêtes et laborieux, pratiquant souvent leur art de génération en génération. Les jeunes apprennent des anciens la pratique un peu routinière du massage ; mais chaque année des médecins de la station font pour les doucheurs des cours pratiques et théoriques de massage et d'anatomie générale.

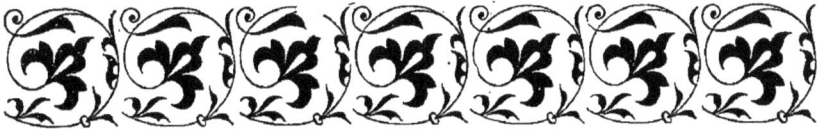

LE TRAITEMENT THERMAL

Le traitement thermal d'Aix-les-Bains comporte des pratiques variées et d'une importance inégale. La douche d'Aix ou douche avec massage. Les bains de vapeur. Les bains de baignoire et de piscine. Il faut y joindre d'autres traitements hydrothérapiques moins spéciaux (douches en cercle, douches ascendantes, inhalation, pulvérisation).

LA DOUCHE D'AIX

La *Douche d'Aix*, combinaison de la douche et du massage, appelée aussi douche-massage, constitue la véritable spécialité de la station.

Ce n'est pas une douche au sens le plus usuel de ce mot, car le terme de douche comporte une opération plus froide et plus rapide. Ce n'est pas non plus un simple massage, car le pétrissage pratiqué par les doucheurs d'Aix ne rappelle en rien les manœuvres méthodiques pratiquées par l'école suédoise ou les médecins spécialistes du massage. C'est une opération spéciale constituée par un pétrissage

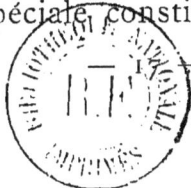

des muscles joint à un arrosement général avec de l'eau thermale sulfureuse.

Local. — La douche est donnée dans des salles rectangulaires précédées de vestiaires. Les unes sont fermées de toute part. Les autres sont ouvertes par en haut. Cette disposition permettant le dégagement de la vapeur évite aussi le trop grand échauffement de l'atmosphère dans la salle de douche.

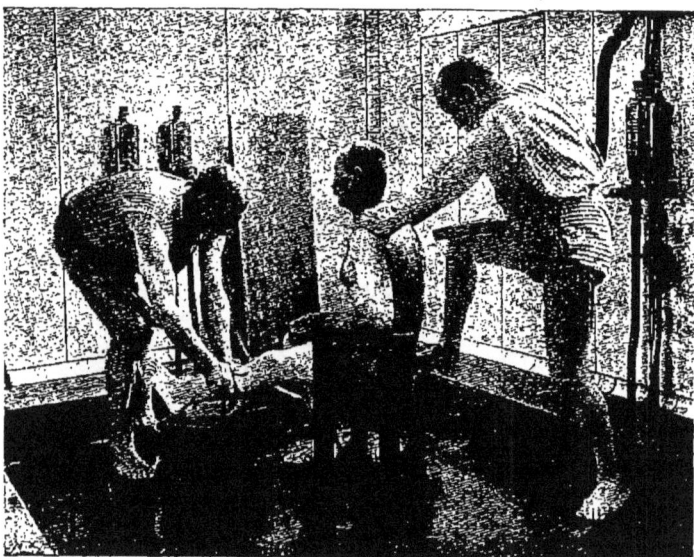

LA DOUCHE D'AIX : MASSAGE SOUS L'EAU.

Le terme de douche désigne à Aix l'opération elle-même et la salle où elle est administrée. Les dénominations de Princes Vieux, Princes Neufs, Albertins, rappellent l'époque où ces douches ont été construites sous les règnes des princes de la Maison de Savoie.

Dans chaque cabine de douche la température de l'eau variant de 14° à 43°, on donne à volonté des douches chaudes, froides ou mitigées. Seule, la division dite du centre ne comporte que de l'eau thermale.

Appareils. — Les tuyaux qui amènent l'eau minérale et l'eau froide aboutissent à deux mélangeurs fixés au mur.

L'un, dit *boîte de mélange,* est un récipient placé à 1 m. 65 du sol. Le mélange s'y fait à air libre, si

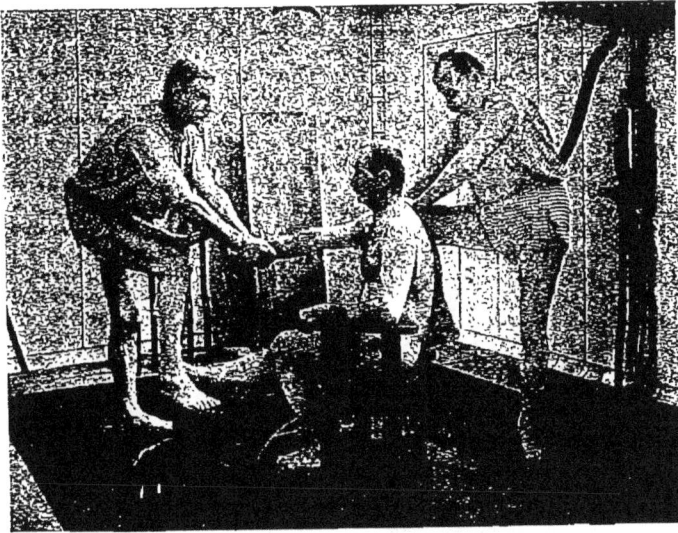

LA DOUCHE D'AIX : MASSAGE SOUS L'EAU

bien que la pression demeure invariable. Cette eau est destinée à arroser le dos et les parties supérieures du corps.

Le second mélangeur appelé *culotte* ou *jumelle* est constitué par une boîte fermée en cuivre où arrivent l'eau chaude et l'eau froide. Un tube unique part du bas de la culotte et sert à arroser les membres du malade. Dans ce dernier mélangeur, l'eau conserve toute sa pression qui, nous l'avons vu, varie avec les étages (14 m., 9 m., 6 m.).

Un appareil de *grande chute* permet de donner une douche en pluie. Il est accompagné d'un mélangeur analogue au précédent et destiné à graduer la température.

L'opération. — Le malade est assis sur une chaise

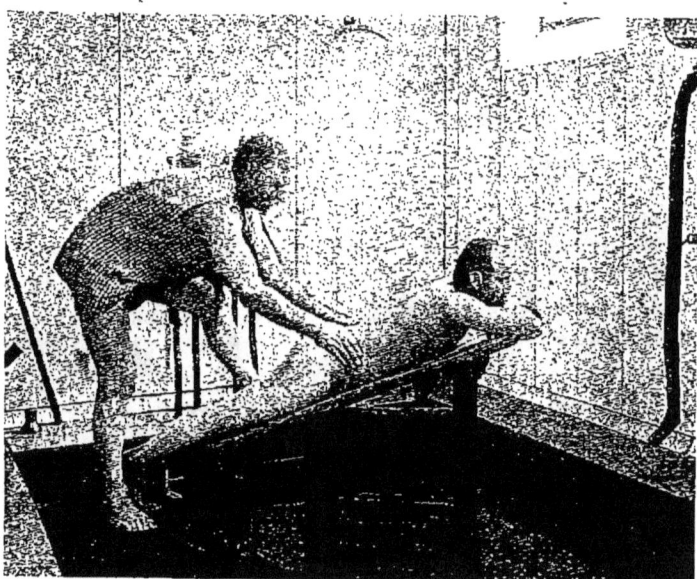

MASSAGE DU DOS SUR LA TABLE DE MASSAGE.

de bois de 30 centimètres de hauteur munie d'un accoudoir surélevé de 20 centimètres. Il repose ses pieds sur un petit tabouret de bois.

L'un des doucheurs se place au devant du malade, tenant sous son bras le tuyau qui amène l'eau de la culotte. Tout en promenant le jet de façon à arroser successivement les différentes parties des membres, il pratique des frictions, un pétrissage des

muscles et, suivant le cas des mouvements articulaires.

Le second doucheur se tient derrière le malade
muni du tuyau qui amène l'eau du mélangeur à air
libre. Par des mouvements insensibles, il arrose le
dos et les épaules ; en même temps il masse et pétrit
les muscles de la nuque et du tronc. Pendant tout le
temps qu'on pratique ainsi le massage des diverses

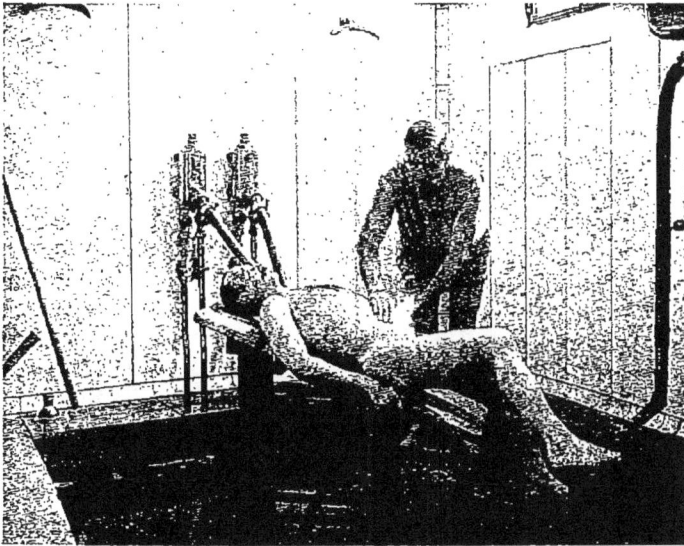

MASSAGE DE L'ABDOMEN SUR LA TABLE DE MASSAGE

parties du corps, le malade est pour ainsi dire inondé
d'eau thermale.

Au bout d'un temps qui varie suivant les ordon-
nances médicales, le malade quitte la chaise et s'étend
à plat ventre sur un plan incliné ou table de massage. Le contact du bois peut être adouci par un
tube de caoutchouc enroulé en spirale formant une
sorte de coussin. Le doucheur toujours muni du

tuyau d'eau minérale se place derrière le malade et procède au massage des masses musculaires du dos et de la face postérieure des cuisses et des jambes. Cette position qui relâche complètement les muscles est très favorable à un bon massage de la partie postérieure du corps.

On peut aussi pratiquer le massage du dos en

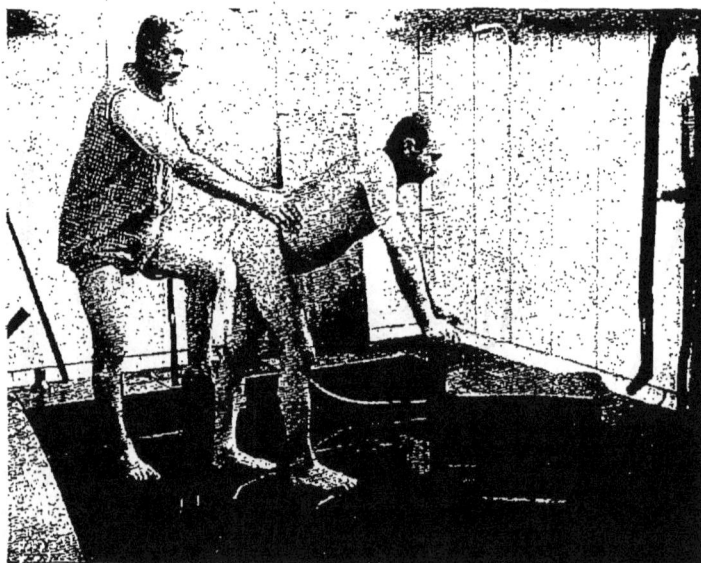

MASSAGE DU DOS.

installant le malade, le corps penché en avant, les mains reposant sur l'accoudoir de la chaise.

Certains malades incapables de tout mouvement sont conduits à la douche sur un lit de sangle qu'ils n'ont pas à quitter durant toute l'opération, évitant ainsi tout mouvement douloureux.

Le massage terminé, le malade se place debout dans un angle de la cabine et reçoit la douche en pluie ou seulement la douche en jet. Cette dernière partie a une grande importance et les médecins savent obtenir des résultats bien différents par l'usage d'un jet percutant ou d'un jet brisé, par une douche chaude ou froide ou par une douche Ecossaise. De même, les effets immédiats et éloignés de la douche d'Aix et les sensations éprouvées par le malade peuvent être profondément modifiés par un jet chaud ou froid donné seulement sur les pieds ou sur une autre partie du corps.

Rappelons en passant que la douche Ecossaise a été introduite à Aix en 1822 par Despine père, qui ayant vu en Ecosse la pratique du *Shower-bath* appela cette opération bain Anglais ou Ecossais. On peut voir encore dans les douches des Princes Neufs quelques-uns des appareils construits sous l'inspiration de Despine. Ils servaient à faire tomber alternativement des ondées froides et chaudes d'une action énergique. Ce fut probablement la première application en France de ce mode de traitement.

Maillot. — Une fois la douche terminée, le malade est séché, enveloppé d'un peignoir de flanelle et d'une couverture de laine. Une chaise à porteurs l'emmène alors soigneusement emmaillotté. Placé dans son lit le malade opère une sudation qui dure en général 20 minutes. Le sécheur ou domestique de l'hôtel vient alors aider le baigneur à sortir du maillot, le sécher, l'essuyer. L'opération est entièrement terminée

Parfois le malade se rhabille dès la fin de la douche et sort pour chercher la sudation, soit en regagnant son lit, soit en faisant de l'exercice. Mais le retour dans le maillot et la chaise est souvent préférable ; c'était autrefois la pratique presque générale.

Telle est la forme la plus habituelle de la douche d'Aix, mais son administration comporte certaines variantes.

Douche à un seul doucheur. — Les appareils sont les mêmes. Le malade est également assis sur la chaise basse. Le doucheur tenant le tuyau qui vient de la culotte arrose et masse successivement les membres et les diverses masses musculaires. Quant au tuyau provenant du mélangeur à air libre, il est ajusté au moyen d'un appareil particulier terminé par une pomme d'arrosoir dont l'eau arrose le malade pendant toute l'opération.

Douche locale. — Elle est donnée dans une cabine divisée en deux compartiments par une cloison de bois, percée elle-même de deux orifices pouvant admettre le bras ou la jambe. Le malade assis sur une chaise basse fait passer, suivant le cas le membre qui a besoin d'être traité. Dans l'autre compartiment, le doucheur procède au massage de la partie indiquée pendant que l'eau thermale tombe d'un tuyau flexible terminé par une pomme d'arrosoir.

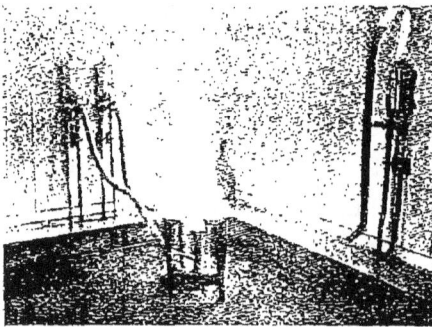

CORBIN

Corbin. — Dans certains cas la chaise de massage peut être remplacée par un escabeau évidé. Un tube recourbé qu'on fait communiquer avec un des mélangeurs et terminé d'autre part par une pomme d'arrosoir est placé sous l'escabeau. On a donné à ce dispositif spécial le nom de corbin. Le jet vient frapper la région périnéale ; c'est une sorte de douche locale particulière à Aix et donnée en même temps que la douche générale. Elle rend des services signalés aux hémorroïdaires et aux prostatiques.

BAINS DE VAPEUR

Le bain de vapeur local ou général est administré soit aux *bouillons*, soit à la division des *Berthollets*.

Bouillons. — On désigne ainsi des cabinets contigus à un certain nombre de douches. L'eau minérale sort en bouillonnant d'appareils destinés à cet effet, se pulvérise et produit une buée chaude de 40° à 43°. Le bouillon procure une transpiration rapide et abondante ; les malades y séjournent en général de 3 à 10 minutes. La douche suit immédiatement ce bain de vapeur.

Berthollets. — Les appareils nommés Berthollet, en souvenir du chimiste savoyard, constituent une autre spécialité d'Aix ; leur fonctionnement journalier nécessite une consommation de 1.680.000 litres d'eau. Voici le *dispositif* de ces appareils.

Quatre gros tubes de fonte sont fixés perpendiculairement sur les volumineuses conduites qui amènent l'eau de la source d'alun. Une colonne d'eau thermale du volume du bras arrive par ces tubes dans une chambre fermée de toute part, et située à 10m36 en contre-bas. L'eau tombe sur un cone en bronze, se pulvérise et va sortir à la partie inférieure. L'air déplacé par la chute de l'eau s'échappe par un orifice ménagé en haut après avoir acquis dans un contact avec la vapeur d'eau thermale une température de 44°. Le mélange ainsi formé d'air et de vapeur chaude est refoulé dans un tambour de fonte situé dans la cabine où se fait le traitement.

Il suffit alors d'adapter aux orifices du tambour des appareils qui varient suivant la région du corps à traiter. On entoure à l'aide de serviettes et de drap imperméable, la région (épaule, bras, genou, jambe, pied) et l'on dirige sur la partie ainsi limitée la vapeur ou plus exactement le courant d'air chaud et humide qui vient d'être produit. La séance parfois suivie d'un massage sec dure le plus souvent vingt minutes.

On peut donner aussi le Berthollet sous forme de bain de caisse. La vapeur arrive sous la caisse et le corps entier moins la tête est soumis à l'action de la chaleur.

Au Berthollet se lie le *humage.* Dans la salle de ce nom sont disposés quatre tambours bas munis de tuyaux flexibles; le malade dirige lui-même le courant d'air saturé de vapeurs chaudes dans la gorge, les narines, les oreilles, sur la face ou sur les mains.

Le humage rend de grands services dans les bronchites chroniques, dans quelques affections de l'oreille et certaines névralgies. Suivi d'un massage, il calme les manifestations du rhumatisme au niveau des mains.

LES BAINS

Les bains de baignoire situés au premier étage sont alimentés par de l'eau thermale et de l'eau froide. Il faut noter un dispositif spécial aux baignoires de la division des femmes. Chaque cabine possède un mélangeur à air libre situé à un mètre de hauteur où viennent aboutir de l'eau thermale et de l'eau froide. De ce mélangeur part un tube flexible à l'extrémité duquel s'adapte une canule. Cet appareil permet de donner dans le bain de grandes irrigations de température variable.

Un certain nombre de baignoires sont annexées à des cabinets de douche. Le bain peut être pris soit avant soit après la douche sans nécessité de se rhabiller. Les doucheurs conduisent ou portent le malade de la baignoire dans la douche.

On donne le nom de *bains réfrigérés* à huit cabines de bains situés au deuxième étage et alimentés par de l'eau minérale pure. L'eau thermale arrive comme dans les autres bains, mais la graduation de la température est due à de l'eau minérale précédemment refroidie dans un serpentin d'eau froide. On utilise cette minéralisation plus grande pour traiter certaines manifestations diathésiques et les dermatoses.

Un petit tube greffé sur le tuyau même d'eau thermale sert à donner dans le bain des irrigations à 45° et avec pression. Le Dr M. Legrand avait beaucoup insisté sur les avantages de cette douche *médiate* qui est l'analogue de la douche sous-marine de Plombières.

Le malade étant dans le bain dirige le jet plein ou brisé sur une partie de son corps, et suivant l'épaisseur de la couche d'eau interposée, le jet est plus ou moins fort. Les effets de cette simple pratique sont tout à fait remarquables. Elle donne d'excellents résultats dans les cas de plaies atoniques, de gourmes, de périostes spécifiques.

Ce dispositif permet également de promener le jet médiat sur la paroi intestinale et de réunir les effets de la chaleur à ceux d'un massage très doux.

LES PISCINES

Les piscines sont alimentées par la même eau que les baignoires. Leur température est de 35° ; dans deux piscines, elle est abaissée à 30° de 10 h. à 11 h. du matin.

Au point de vue médical la piscine est très utile car elle permet dans certains cas (suites de traumatisme, arthrites) de faire dans l'eau des mouvements difficiles à exécuter autrement. Le malade dont une articulation a été immobilisée peut se mouvoir dans l'eau qui le soutient et il refait ainsi une sorte de rééducation du mouvement et de la marche.

Les piscines des enfants méritent une mention particulière. Les enfants peuvent tout en apprenant à nager y faire de l'excellente hydrothérapie. Sur un des côtés de la salle descendent deux doubles conduites d'eau thermale et d'eau froide aboutissant à deux mélangeurs reliés à des tuyaux flexibles.

L'enfant sort de l'eau et se place sur le pourtour de la piscine. Le baigneur ou la baigneuse saisit un des tuyaux terminés par une pomme d'arrosoir et enveloppe l'enfant d'eau à la température du bain. Celui-ci a ordre de replonger dans le bain dès qu'il a senti le contact de la douche. On renouvelle plusieurs fois la séance en refroidissant chaque fois de quelques degrés. C'est une pratique très simple permettant de faire utilement de l'hydrothérapie chez les enfants qui redoutent si souvent la douche froide.

HYDROTHÉRAPIE. — PRATIQUES ACCESSOIRES

La douche en *cercle* n'est pas spéciale à Aix.
Depuis 1899 elle ne laisse rien à désirer au point de
vue des appareils et du luxe de l'installation. On
peut y suivre toutes les pratiques hydrothérapiques :

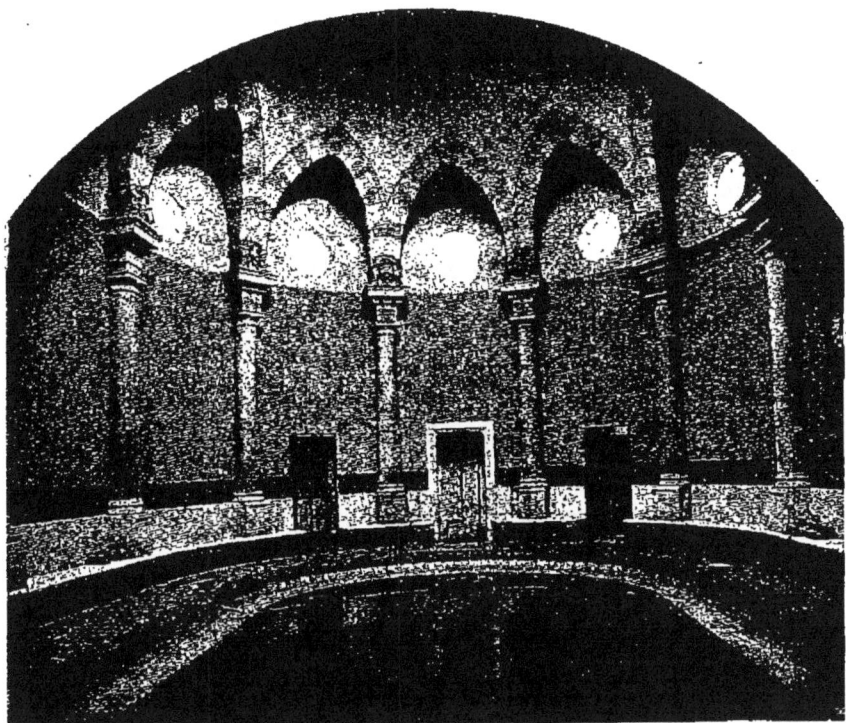

PISCINE DES DAMES.

douches en cercle, jet, pluie, douche de siège,
douche lombaire, piscine froide et étuve.

Les *pulvérisations* sont données au moyen d'un
fin jet d'eau qui se brise et se pulvérise sur une
palette.

La salle d'*inhalation* est malheureusement sombre

et triste; elle mériterait cependant plus d'attention, car les inhalations donnent dans les bronchites chroniques des résultats très appréciables.

La douche *ascendante* longtemps négligée est actuellement réinstallée d'une façon très satisfaisante. Elle comporte tous les appareils pour les irrigations et les injections.

Boisson. — Il y a plusieurs buvettes dans l'Etablissement et on trouve des verres dans chaque douche. On boit peu l'eau d'Aix au moins aujourd'hui, car les médecins de l'époque de Cabias et même de Daquin n'hésitaient pas à ordonner jusqu'à 12 verrées. — L'ingestion d'un peu d'eau thermale au cours de la douche sert à activer la sudation.

La meilleure buvette qu'on appelle Fontaine Romaine, est située au-dessous de la terrasse de l'Hospice Thermal. L'eau vient directement de la source d'alun; sa température est de 2 à 3 degrés supérieure à celle des autres buvettes.

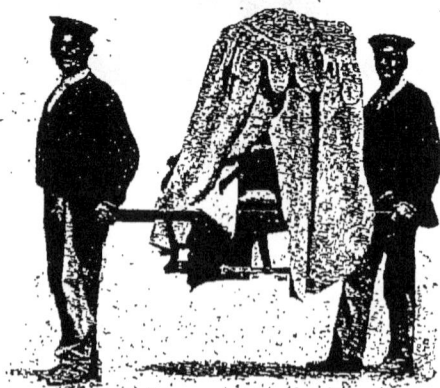

CHAISE A PORTEURS.

MODE D'ACTION DES EAUX

L'action physiologique du traitement thermal d'Aix résulte de facteurs divers.

1º Facteurs physiques et chimiques qui sont : la thermalité de l'eau; son onctuosité; abondance de l'eau; action électrique spéciale; composition chimique (teneur en soufre).

2º Facteurs résultant du mode d'application : massage; action mécanique de l'eau; action de la vapeur.

L'action des eaux d'Aix est une *résultante* comprenant les effets du massage joints à ceux d'une eau sulfurée thermale.

Chacun de ces divers éléments a une action propre. Leur combinaison produit une action nouvelle *sui generis.*

La plupart des malades qui viennent à Aix ont déjà subi chez eux divers traitements (douches, bains, vapeurs, massages). Ils cherchent et trouvent dans la cure d'Aix une action nouvelle.

Cette action est naturellement *complexe;* elle atteint les diverses parties de l'organisme.

Circulation. — Le traitement d'Aix ainsi que cela a été prouvé expérimentalement abaisse la tension artérielle.

Système nerveux. — L'action du traitement est excitante aussi bien que sédative. L'effet produit dépend de la façon dont le traitement est dosé, comme température, durée et fréquence d'opérations. On obtient à volonté des résultats très différents suivant la méthode employée; c'est une question de tact et d'opportunité. La fièvre thermale que se plaisaient à décrire les anciens auteurs n'était que la conséquence d'opérations thermales trop chaudes et trop fréquentes, un effet de surmenage.

La nutrition est influencée par le traitement, des recherches urologiques l'ont prouvé. Les urines sont raréfiées et leur pouvoir toxique est accru. L'acide phosphorique et les éléments minéraux en général sont éliminés en moindre quantité; en même temps on voit augmenter les déchets de combustion organique tels que l'urée et l'acide urique.

Enfin le traitement a une action mécanique directe et indirecte. Les fonctions de la peau sont excitées. Le sang afflue à la périphérie attiré par l'eau chaude qui baigne en abondance les téguments. Une sudation abondante se produit : d'où élimination augmentée par cette voie.

Il y a d'autre part une accélération de la circulation lymphatique qui favorise la résolution et la résorption des exsudats, des épanchements, des dépôts peri-articulaires. En un mot, les tissus malades tendent à revenir à l'état normal.

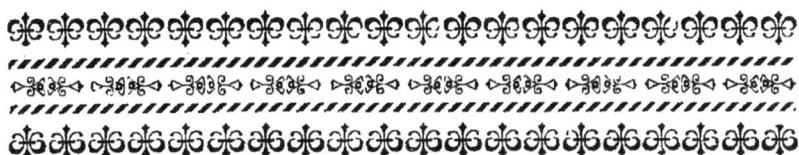

INDICATIONS

La façon détaillée dont nous avons décrit le traitement d'Aix et ses effets nous permettra de faire un
énoncé plutôt qu'une longue description des états
pathologiques qui relèvent des eaux d'Aix.

L'indication du traitement d'Aix se pose toutes
les fois qu'on veut accélérer la nutrition. Il faut
distinguer les indications principales et les indications
secondaires.

1° INDICATIONS PRINCIPALES

— Rhumatisme chronique sous toutes ses formes.
— Rhumatisme déformant, auquel on peut joindre les nodosités d'Heberden et *rheumatoïd arthritis*
des anglais.
— Douleurs musculaires, lombago, torticolis et
douleurs diverses appelées souvent rhumatisme musculaire.
— Suites du rhumatisme articulaire aigu et sub-

aigu sous toutes ses formes. — Suites de divers états appelés rhumatismes infectieux.

— Rhumatisme blennorrhagique.

— Goutte asthénique.

— Syphilis.

— Toutes les névralgies et en particulier la sciatique.

— Névrites périphériques.

— Arthrites chroniques. Raideurs articulaires. Hydarthroses. Arthrites port-traumatiques.

— Atrophies musculaires consécutives à un état inflammatoire à une affection nerveuse ou à un traumatisme.

— Suite de phlébites.

2° INDICATIONS SECONDAIRES

En dehors de ces affections, le traitement d'Aix peut améliorer d'autres états liés à des troubles de nutrition; mais l'indication est alors moins absolue. C'est ainsi que le massage joint à la douche convient dans certains cas d'obésité, de diabète arthritique, et dans les eczémas liés à l'état arthritique.

Les pratiques hydrothérapiques s'adressent utilement à la plupart des affections nerveuses. Beaucoup de maladies utérines se trouvent bien des grandes irrigations de même qu'on pratique avec succès l'entéroclyse dans l'entérite muco-membraneuse. Enfin les pulvérisations et les inhalations trouvent leur emploi dans le catarrhe des bronches et dans les inflammations chroniques des voies aériennes supérieures.

CONTRE-INDICATIONS

Aucun malade ne doit suivre le traitement thermal, s'il est encore près d'une période aiguë, cela va de soi.

La tuberculose de même que les états graves du foie et du rein sont un obstacle au traitement thermal.

Les lésions du cœur (endocardites rhumatismales) compensées peuvent bénéficier d'un traitement bien surveillé ; les autres doivent au contraire s'abstenir. Quant aux artério-scléreux, aux congestifs la cure d'Aix ne leur est pas déconseillée, elle doit être conduite avec ménagement. C'est affaire de tact et de surveillance médicale.

CURE INTENSIVE DE LA SYPHILIS

———

Le traitement thermal d'Aix convient parfaitement à la cure de la syphilis. La sulfuration de l'eau constitue-t-elle par elle-même un médicament spécifique? il est certain que la douche jointe au massage est un précieux auxiliaire de la médication mercurielle et iodurée.

Le traitement thermal agit : 1° par son action tonique; 2° en activant les fonctions d'absorption et d'élimination au niveau de la peau; 3° en stimulant la nutrition; il favorise ainsi le passage des médicaments dans l'organisme par la formation successive de différents composés albumino-mercuriels (absorption des préparations iodo-mercurielles et élimination des déchets).

Ainsi le malade en proie à une maladie anémiante et déprimante voit son état général amélioré. Il peut aussi, sans redouter aucun accident, absorber une dose élevée de médicament spécifique qui traverse l'organisme et agit puissamment sur la diathèse.

On soigne à Aix des spécifiques à diverses périodes de la maladie : accidents anciens ou récents, accidents au moment même de la cure, accidents tertiaires le plus souvent.

Les frictions à doses élevées sont souvent prescrites; on peut conseiller aussi les injections de sels solubles qui trouvent ici une excellente application, associées à l'iodure pris à l'intérieur.

Chez tous ces malades, la douche d'Aix avec le bouillon, les bains de vapeur et les sudations profuses qui en résultent aident l'action du médicament spécifique et permettent d'en maintenir l'usage à une dose suffisante. Ce traitement plus que tout autre réclame une surveillance médicale attentive.

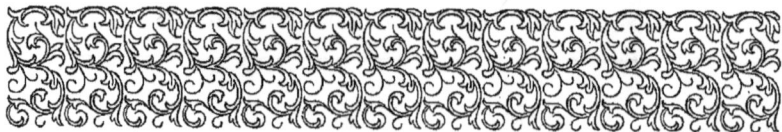

TRAITEMENTS ANNEXES

MÉCANOTHÉRAPIE

Le service de mécanothérapie est installé dans un pavillon spécial, l'*Institut Zander*. L'Institut ne dépend pas administrativement de l'Etablissement thermal, mais les services rendus par la mécanothérapie lui assignent une place dans le traitement d'Aix.

La méthode Zander consiste à effectuer le traitement de gymnastique médicale (créé par Ling) à l'aide d'appareils mécaniques. Son principe est de *localiser* et de *doser* le mouvement : faire mouvoir isolément chaque articulation et exercer l'un après l'autre chaque groupe musculaire en mesurant exactement d'avance l'étendue de chaque mouvement et l'énergie de chaque effort (Lagrange).

Dans la méthode Zander la résistance à vaincre par l'effort du malade (résistance représentée ailleurs par la main du gymnaste) consiste dans un levier gradué sur lequel peut se mouvoir un poids.

Comparée aux exercices corporels ordinaires, aux

sports, à la gymnastique, la mécanothérapie en fractionnant le travail et en atténuant l'effort offre plusieurs avantages :

1° Pendant le mouvement la résistance s'accommode aux variations naturelles de l'effet de la contraction musculaire.

2° L'énergie du mouvement est exactement dosée.

3° La résistance à vaincre reste fixe ; il est possible de modifier ainsi avec exactitude l'énergie du mouvement soit pour l'augmenter soit pour le diminuer (Dr Guyénot).

Les appareils ont été construits, les uns pour les mouvements actifs, les autres pour les mouvements passifs. Certains ont pour but des opérations mécaniques (vibrations, percussion, pétrissage), d'autres enfin sont des appareils orthopédiques. Dans tous ces appareils, le médecin est sûr d'exercer les muscles voulus à l'exception des autres et sûr aussi de leur donner la dose d'exercice qui lui semble indiquée sans aller au delà ni rester en deçà (Lagrange).

Les appareils à mouvements actifs ont pour but immédiat l'exercice et le développement des muscles. Ils agissent surtout par le mouvement et la contraction du muscle. Les appareils à mouvements passifs mettent en mouvement sans la collaboration des muscles les différents membres du corps.

Comme il est aisé de s'en rendre compte, les effets physiologiques des deux groupes d'appareils comportent tous les effets qui suivent le mouvement ; dans les appareils à mouvements actifs viennent s'ajouter les effets produits par la contraction musculaire.

Les résultats locaux de la mécanothérapie sur un

muscle ou un groupe de muscles peuvent être immédiats : mobilisation de l'articulation correspondante ; augmentation de l'activité circulatoire dans le muscle ; excitation des filets nerveux ; accroissement de la chaleur locale et des échanges organiques.

A une date plus éloignée on constate que la répétition des mouvements actifs amène une modification favorable dans le groupe musculaire, « un état local d'entraînement. »

L'excitation musculaire agit mécaniquement sur les organes voisins. Il en résulte d'abord une suractivité passagère de l'appareil auquel les muscles sont annexés, puis un perfectionnement durable de la fonction. Par le mouvement, on assure le bon fonctionnement de l'articulation (synovie, ligaments), en outre, on assouplit les muscles voisins.

Les effets physiologiques ne restent pas localisés à la région traitée, l'ensemble de la circulation et de la nutrition est heureusement modifié.

La mécanothérapie a des indications nombreuses. Pour ne citer que la plus utile au traitement d'Aix, elle donne des résultats rapides et surprenants dans les troubles fonctionnels qui suivent les luxations, les fractures, tous les traumatismes et les affections articulaires inflammatoires (atrophie musculaire, mouvements articulaires limités).

SOURCE DE MARLIOZ

L'eau de Marlioz est sulfureuse, alcaline, iodurée froide (14° c.). C'est une eau beaucoup plus sulfureuse que celle d'Aix (sulfure : 0.263) qui permet d'agir dans les cas demandant une forte minéralisation. Les appareils de Marlioz sont parfaitement installés. Le traitement consiste surtout dans les inhalations froides, les pulvérisations chaudes ou froides, les douches locales (nez, gorge, oreille), les grands bains sulfureux.

Le traitement de Marlioz est précieux dans le catarrhe bronchique, les laryngistes et les pharyngistes chroniques, le rhinite atrophique, et en général toutes les suppurations du naso-pharynx, l'otite externe. Enfin les bains de Marlioz combinés avec l'usage interne de l'eau donnent d'excellents résultats chez les enfants lymphatiques et scrofuleux. Dans la cuve intensive de la syphilis, l'eau prise en boisson est utilement associée au traitement d'Aix.

SAINT-SIMON ET MASSONNAT

La source de Saint-Simon est faiblement minéralisée et légèrement magnésienne. Analogue à l'eau d'Evian, elle est employée en boisson chez les goutteux. C'est une de ces eaux un peu diurétiques appelées « eaux de lavage. »

L'eau Massonnat récemment amenée à Aix a une composition analogue et répond aux mêmes indications.

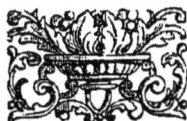

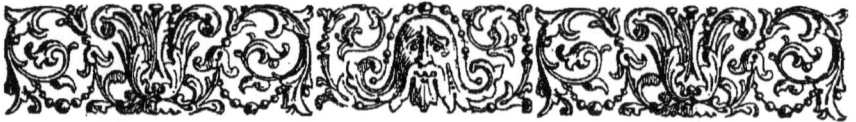

CONDUITE GÉNÉRALE DU TRAITEMENT

Le traitement d'Aix, modificateur profond de la nutrition ne devrait jamais être entrepris ni suivi sans avis médical. Chaque cas comporte en effet des opérations thermales qu'il faudra choisir et doser à propos.

Le climat très tempéré d'Aix permet de commencer la cure au printemps et de la continuer assez avant dans l'automne. En fait, on vient à Aix d'avril à octobre.

Les mois de juin et de septembre sont en général des plus agréables, surtout pour suivre commodément le traitement. Il y a près de trois siècles, Cabias déconseillait déjà les bains au mois d'août.

Ce mois n'est pas mauvais pour la cure, mais les malades y sont très nombreux et ne peuvent profiter des facilités qui leur sont offertes à d'autres moments. Il est enfin des cas où la cure immédiate s'impose pour être vraiment efficace.

La durée habituelle du traitement est de 20 à 25 jours, comportant de 16 à 20 douches. Mais ce chiffre classique dans les établissements thermaux est loin d'être absolu. Certaines affections demandent une cure plus prolongée. Il y a parfois avantage à faire deux cures séparées par un repos plus ou moins long. Suivant la remarque de Despine, « il en est des eaux d'Aix comme des autres moyens médicamenteux qui sont loin de pouvoir être administrés de la même manière et dans tous les cas. »

Les anciens auteurs attachaient une grande importance à la thérapeutique des « affections de l'âme » en tant qu'elle pouvait agir sur la cure thermale. « Quand vous arrivez aux eaux minérales, dit Alibert, faites comme si vous entriez dans le temple d'Esculape, laissez à la porte toutes les passions qui occupent votre esprit. »

L'éloignement des soucis d'affaires et le repos d'esprit sont sans doute de précieux auxiliaires de la cure. Mais le malade à Aix risque peu d'être livré à ses propres pensées. Des plaisirs nombreux se chargent de le distraire et l'exposent parfois à tomber dans un surmenage d'un autre genre.

Le baigneur évitera les excès de toute nature, les veillées trop prolongées, un régime trop abondant, l'usage des boissons alcooliques, même sous le nom spécieux de toniques.

L'exercice au grand air, les promenades à pied ou en voiture ne peuvent qu'être utiles ; mais là encore, il ne faut pas aller jusqu'à la fatigue.

Il importe de se prémunir contre les refroidissements, car on est plus sensible par le fait du traitement. A ce point de vue, l'usage des tissus de laine sur la peau est excellent.

Quand la cure est terminée, le malade même s'il ne se sent pas fatigué a besoin de quelques ménagements : repos, hygiène. Un séjour dans une station de montagne ou simplement à la campagne est des plus utiles.

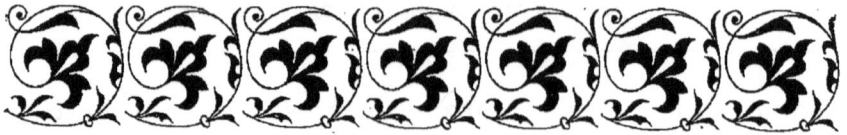

RENSEIGNEMENTS GÉNÉRAUX

Aix-les-Bains (Savoie), chef-lieu de canton ; ville de 8.5oo habitants. — Ancienne province de Savoie. Poste, télégraphe, téléphone (rue Davat, près des Bains). — Chemin de fer P.-L.-M., ligne de Paris à Turin par le Mont-Cenis. — 581 kilomètres de Paris. — 9o kilomètres de Genève. — 124 kilom. de Lyon.

Trajet : de Paris, 8 h. 1/2. — De Genève, 2 h. — De Milan, 12 h. — De Bruxelles, 12 h. — D'Amsterdam, 19 h. — De Londres, 20 h. — De Berlin, 26 h. — De Vienne, 3o h.

Altitude : 258 mètres.

Situation dans une large vallée de 12 kilomètres orientée du N.-O. au S.-E.

Climat doux, tempéré. Pas de brouillards. Matinées et soirées toujours fraîches, même en été.

Hôtels et pensions : Grands hôtels de premier ordre, mais on peut aussi vivre et avec confort à bon marché (de 6 à 10 fr.).

Établissement thermal : Propriété de l'Etat Français et exploité directement. Le prix moyen du traitement est de 2 à 4 fr. par jour.

Etablissement de Marlioz (1 kilom.). Le prix· moyen d'une opération est de 1 fr. 5o.

Institut Zander, dans le parc de l'Etablissement ; le traitement complet de 21 séances, 120 fr.

L'Etablissement thermal accorde la gratuité aux médecins (français et étrangers) et à leurs familles. Une notice spéciale envoyée sur demande indique les conditions de la gratuité pour certaines classes de personnes (fonctionnaires, militaires, indigents).

Cultes : Une Eglise catholique. — Une Eglise réformée française. — Une Eglise anglicane. — Culte presbytérien à l'Asile évangélique.

· *Hygiène* très bien comprise. — Tout à l'égout. — Service de voirie très bien fait. — Bonne eau potable très fraîche.

L'Hospice thermal de la Reine Hortense et l'Asile Evangélique reçoivent les malades indigents venus pour la cure thermale. Un hôpital récemment construit au nord de la ville assure les soins aux maladies aiguës. Il contient un service d'isolement et de désinfection.

Distractions des plus nombreuses. — Le Cercle fondé en 1824, ouvert du 1er avril au 15 octobre. Superbe.établissement, offre des ressources de toute nature aux étrangers. — La Villa des Fleurs, beaux jardins très agréables en été.

Promenades et excursions : Grande variété de promenades et de points de vue. — Voisinage des montagnes et du lac du Bourget.

Les *routes* en général bien entretenues se prêtent au cyclisme et à l'automobilisme. — Nombreuses voitures privées, cars alpins et grands breacks à prix très modérés.

Epoque de la saison. — La vie mondaine bat son plein du 15 juillet à la fin d'août. Au printemps et à l'automne, vie plus calme et facilités plus grandes pour se loger et se traiter. Septembre est en Savoie le plus beau mois de l'année.

Stations climatiques : Les Corbières à 700 m., au-dessus d'Aix. — Le Col du Chat à 800 m., au-dessus du lac. — Le Revard à 1545 m. — Beau plateau couvert de prairies et de bois de sapin ; séjour d'été très agréable ; accès par le chemin de fer à crémaillère en 1 heure.

Bureau gratuit de renseignements (à la mairie) organisé par le Syndicat d'initiative de la Savoie. On y trouve tous les guides et les profils de toutes les routes de la Savoie. (Très utiles aux touristes).

Bibliographie. — De nombreuses publications ont été faites par les médecins d'Aix. Le comte de Loche a écrit l'histoire d'Aix (imp. Gérente). — On trouve à la librairie Perrin, à Chambéry, tous les renseignements bibliographiques sur Aix et la Savoie. — Ouvrages cités dans l'historique. — Cabias : *Les Vertus merveilleuses des Bains d'Aix en Savoie*, 1688. — Panthot : *Brèves dissertations sur l'usage des bains chauds et principalement des eaux d'Aix*, 1700. — Daquin : *Les Eaux thermales d'Aix dans le département du Mont Blanc*, 1808. — Constant Despine : *Manuel de l'Etranger aux eaux d'Aix*, 1834.

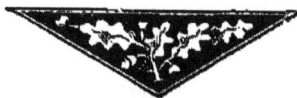

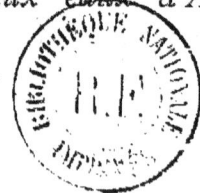

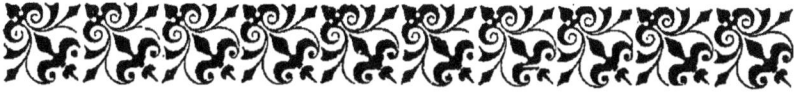

TABLE

—

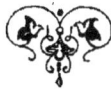

2588-04 — Imprimerie F. Ducɪoz, Moûtiers-Tarentaise (Savoie).

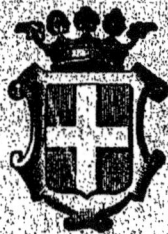

www.ingramcontent.com/pod-product-compliance
Lightning Source LLC
Chambersburg PA
CBHW070917210326
41521CB00010B/2223